Amel BEN HAMAD
Manel CHARFI
Fatma MAGDICH

Acidente vascular cerebral isquémico em recém-nascidos

Amel BEN HAMAD
Manel CHARFI
Fatma MAGDICH

Acidente vascular cerebral isquémico em recém-nascidos

Factores de risco e gestão

ScienciaScripts

Imprint

Cover image: www.ingimage.com

This book is a translation from the original published under ISBN 978-620-6-72336-3.

Publisher:
Sciencia Scripts
is a trademark of
Dodo Books Indian Ocean Ltd. and OmniScriptum S.R.L publishing group

120 High Road, East Finchley, London, N2 9ED, United Kingdom
Str. Armeneasca 28/1, office 1, Chisinau MD-2012, Republic of Moldova, Europe
Printed at: see last page
ISBN: 978-620-8-34033-9

Conteúdo

Lista de abreviaturas

AAP : Agente antiplaquetário ACC : Anticoagulantes circulantes

ACCP*: American College of Chest* Physicians Acl: anticorpos anticardiolipina

AT : Antitrombina

iCVA: Acidente vascular cerebral isquémico DIC: Artéria carótida interna direita

DIC : Coagulação intravascular disseminada HCM: Cardiomiopatia hipertrófica

PCR : "*Proteína C-Reactiva*" ECG: Eletrocardiograma EEG: Eletroencefalograma

ETF : Ultrassom transfontanelar FVL: Fator V de Leiden

IR: Índice de Rosner

MRI : Imagem por ressonância magnética do cérebro

ISTH*: Sociedade Internacional de Trombose e* Hemostasia LA: Lúpus anticoagulante

Lp 'a': Lipoproteína 'a

IUFD: Morte fetal intra-uterina

VTE: Tromboembolismo venoso MTHFR: Metilenotetrahidrofolato redutase CBC: Hemograma

OR : Rácio de probabilidade

PC : Proteína C

PS : Proteína S

RCIU: Retardo de crescimento intrauterino

RPCa:Resistência à proteína C activada

RPM: Rutura prematura e prolongada das membranas SAPL: Síndrome dos antifosfolípidos

SFA : Souffrance fœtale aiguë (sofrimento fetal agudo) TCA: Temps de céphaline activée (tempo de tromboplastina parcial activada) TC: Tomografia computorizada

β2GPI : Beta-2-glicoproteínas I

INTRODUÇÃO

AVC isquémico infantil é o resultado de uma interrupção do fluxo sanguíneo numa das principais artérias cerebrais devido a embolia ou trombose [1]. Os acidentes vasculares cerebrais infantis são 10 a 12 vezes mais raros do que nos adultos, com uma incidência estimada de 3,3 por 100 000 nascimentos [2].

O AVC perinatal é a forma mais comum de AVC e é a principal causa de paralisia cerebral e a segunda causa mais comum de convulsões neonatais depois da encefalopatia anaxo-isquémica [3]. A sua apresentação clínica não é muito específica. O diagnóstico é essencialmente radiológico. Na maioria das vezes, o diagnóstico é feito com base numa ecografia cerebral pedida em resposta a sinais de alerta neurológicos, nomeadamente convulsões neonatais.

Até hoje, o mecanismo fisiopatológico do AVC neonatal continua a ser debatido. Foram identificados múltiplos factores de risco materno e fetal, mas a sua relação causal com os eventos tromboembólicos continua a ser difícil de estabelecer [4].

Vários estudos demonstraram que as anomalias dos marcadores de trombofilia em crianças e nos seus pais são responsáveis pelo aparecimento de AVC. Este facto justifica uma investigação etiológica completa.

Após um acidente vascular cerebral neonatal, o desenvolvimento da criança pode ser complicado por várias sequelas motoras e cognitivas. O objetivo da reabilitação precoce através da fisioterapia, da terapia ocupacional ou da terapia psicomotora (separadamente ou em combinação) é manter a amplitude de movimento das articulações e evitar deformações ortopédicas.

Estas medidas devem então ser combinadas com uma intervenção mais global para acriança, permitindo-lhe realizar as suas actividades e, sobretudo, integrar-se socialmente apesar da sua síndrome deficitária.

DEFINIÇÃO

I- DEFINIÇÃO DE ACIDENTE VASCULAR CEREBRAL ISQUÉMICO NEONATAL

èmeèmeO AVC neonatal é um grupo heterogéneo de doenças caracterizadas pela interrupção focal do fluxo sanguíneo cerebral, que ocorre entre as 20 semanas de vida fetal e os 28 dias pós-natais. O diagnóstico positivo é confirmado por imagiologia cerebral ou estudos anatomopatológicos **[5]**.

Em seguida, são definidas três subcategorias:

- **Enfarte cerebral fetal**, diagnosticado antes do nascimento por imagiologia pré-natal ou estudos neuropatológicos em bebés nados-mortos.
- ème**Enfarte cerebral neonatal**, que dá origem a sintomas neurológicos e é diagnosticado entre o nascimento e os 28 dias de vida.
- ème**Presumível enfarte cerebral perinatal**: o diagnóstico é feito em crianças com mais de 28 dias de vida, nas quais se presume que o evento isquémico ocorreu entre as 20 semanas de vida fetal e o 28º dia pós-natal **[6]**.

EPIDEMIOLOGIA

II- EPIDEMIOLOGIA

A prevalência de acidente vascular cerebral (AVC) arterial em recém-nascidos a termo ou próximo do termo é estimada entre 6 e 25 por 100.000 nascimentos **[7,8]**.

Estes são responsáveis por cerca de 80% de todos os AVC em recém-nascidos de termo. Os restantes 20% são devidos tanto a trombose venosa cerebral como a hemorragia cerebral **[9]**.

O AVC neonatal é a forma mais comum de AVC pediátrico. É o segundo mais comum em adultos **[10]**.

No entanto, a sua incidência exacta permanece ambígua. Este facto é explicado pela ausência de registos nacionais, à exceção de alguns países como o Canadá (Canadian Pediatric Ischemic Stroke Registry), onde a incidência foi estimada em 10,2 por 100.000 nados vivos **[7]**. Noutros países, a incidência foi estimada com base em raros estudos de coorte de base populacional e estudos hospitalares, o que explica a heterogeneidade dos resultados (**tabela I**).

Tabela I: Principais estudos que avaliaram a incidência média

Autores		Período de estudo	País	Incidência 1 /x NV	Frequência por 100.000 nascimentos
Oueslati (2013)	[52]	1998-2011	Tunísia	1 /4219	23
Dunbar et al (2017)	[10]	2008-2017	Canadá	1/3000	33,4
Machado et al (2015)	[91]	2007-2011	Portugal	1/3985	25
Gruntet al (2015)	[92]	2000-2010	Suíça	1/5882	17

Rácio entre os sexos

A maioria dos autores refere um predomínio do sexo masculino (**tabela II**). O registo do International Pediatric Stroke Study refere um rácio médio entre os sexos de 1,4 **[11]**.

Quadro II: Rácio entre os sexos do AVC neonatal nos vários estudos

Autores	País	NN incluído	Rapazes	Raparigas	Rácio entre os sexos
Oueslati [52]	Tunísia	6	3	3	1
Shalta et al [55]	Egito	20	14	6	2,3
deVeber et al [8]	Canadá	232	128	104	1.3
López-Espejo et al [89]	Chile	33	21	12	1,75
Salih et al [93]	Arábia Saudita	63	34	29	1,17
Martinez-Biarge et al [94]	Inglaterra	79	58	21	2,8

FISIOPATOLOGIA

III- FISIOPATOLOGIA

1- Fisiologia da circulação cerebral neonatal

As necessidades metabólicas do cérebro neonatal em desenvolvimento são muito grandes, e isso é expresso pela circulação cerebral neonatal, que recebe 1/3 dosangue cardíaco, embora esse valor não ultrapasse 1/6 no adulto **[12]**. O que há de específico na circulação cerebral neonatal é a imaturidade do sistema autorregulador. A autorregulação é o mecanismo fisiológico que mantém o fluxo sangüíneo cerebral relativamente constante em resposta às mudanças na pressão de perfusão cerebral. Esta regulação depende das capacidades de vasoconstrição e vasodilatação das artérias cerebrais. Assim, uma redução no fluxo sanguíneo cerebral pode ser observada após hipocapnia ou hipotensão arterial, expondo os bebés ao risco de isquémia **[13]**.

2- Fisiopatologia e mecanismos do enfarte cerebral neonatal

No caso do AVC neonatal, o mecanismo e as causas da isquémia arterial são, na maioria dos casos, apenas hipóteses. É difícil determinar o mecanismo fisiopatológico exato para além de algumas situações clínicas óbvias (coagulação intravascular disseminada (CID), cirurgia cardíaca, cateterismo de intervenção, parto distócico) **[14]**. Três factores envolvidos no aparecimento da trombose foram descritos pela tríade de Virchow. Estes mecanismos são: estase sangüínea, alteração do endotélio e hipercoagulabilidade (**Figura 1**) **[15]**.

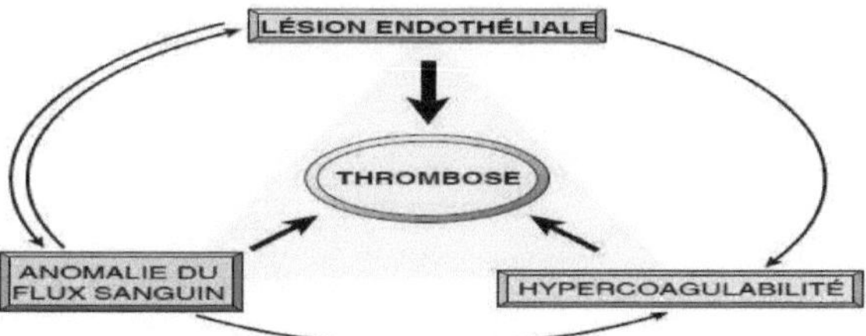

Figura 1: A tríade de Virchow na trombose [16].

A interrupção do fluxo num grande tronco arterial pode ser devida a uma trombose in situ, a um êmbolo ou a um espasmo suficientemente grave para causar uma obstrução duradoura ou lesões parietais geradoras de trombose **[17]**. Estes mecanismos, que muitas vezes se sobrepõem, têm sido identificados como responsáveis por esta patologia.

1-1- Trombose arterial

É causada por danos na parede arterial, que podem ou não ser promovidos por factores físicos ou biológicos **[18]**.

1-2- Embolo

Este mecanismo é sugerido pelas caraterísticas específicas da hemodinâmica feto-placentária, que favorecem a comunicação entre os sistemas venoso e arterial **[19]**. O fluxo sanguíneo no cérebro do recém-nascido a termo é maior do que em outras áreas e é suprido predominantemente pelas artérias carótidas, que são o local preferencial para esses acidentes vasculares cerebrais.

Um êmbolo placentário seguirá a mesma rota da corrente sanguínea fetal para o cérebro: o sangue oxigenado é preferencialmente direcionado através da veia umbilical e depois da veia cava inferior para o ventrículo esquerdo e depois para a aorta ascendente e artérias carótidas através do forame oval (**Figura 2) [20]**.

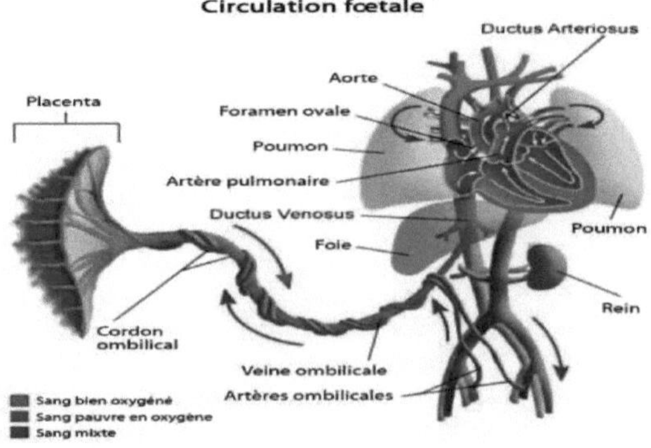

Figura 2: Representação da circulação feto-placentária [21].

1-3- Dissecção arterial

Trata-se de lesões traumáticas. De facto, o parto é um evento sujeito a tensões mecânicas por vezes severas sobre a esfera cervicocefálica. As lesões daí resultantes conduzem normalmente a dissecções arteriais. A lesão da parede vascular leva a alterações funcionais do endotélio: aumento da adesão celular (adesão de leucócitos e plaquetas), aumento da permeabilidade capilar e estado pró-coagulante do endotélio **[22]**.

1-4- Espasmo arterial

Pode ocorrer após sofrimento fetal agudo, quando lesões importantes de isquémia-anóxia se concentram em um ou mais territórios vasculares preferenciais. O uso de vasoconstritores potentes e alterações abruptas da pressão arterial ou da oximetria podem ser acompanhados de vasoconstrição e, consequentemente, de espasmo vascular, levando à hipoperfusão cerebral **[23]**.

1-5-Compressão vascular externa

O parto traumático pode causar AVC no recém-nascido por compressão arterial através de um grande hematoma após hemorragia subdural **[22]**.

QUADRO CLÍNICO

IV- QUADRO CLÍNICO

Os primeiros sintomas de AVC surgem na primeira semana de vida (nos primeiros três dias em 90% das crianças). As convulsões neonatais são os sinais clínicos mais frequentes **[23]**.

Na maioria dos casos, não há história de má adaptação à vida fora do útero e, na maior parte dos casos, os recém-nascidos são assintomáticos e voltaram para a mãe após o parto.

As convulsões são focais em 60% dos casos, sendo que um terço destes evolui para um estado de mal-estar convulsivo. Estas convulsões são frequentemente clónicas hemicorporais, contralaterais à região infartada. A artéria cerebral média e a artéria cerebral posterior estão frequentemente envolvidas no AVC que apresenta convulsões hemicorporais. Em menos de 10% dos casos, as convulsões são não-motoras. São principalmente episódios apnéicos e/ou ataques de cianose **[24]**.

As crises podem ser frustrantes ou atípicas: movimentos de mastigação e sucção, olhar fixo, repulsão ocular, pálpebras a piscar, nistagmo vertical ou soluços simples.

Outros sintomas inespecíficos podem incluir bradicardia, hipotonia, alteração da consciência ou mesmo letargia.

É raro observar lateralização dos sinais com assimetria dos movimentos espontâneos ou reflexos arcaicos no exame clínico. A hemiplegia no período neonatal é rara e só aparece mais tarde na vida **[25]**.

FACTORES DE RISCO

V- FACTORES DE RISCO

A oclusão arterial cerebral no recém-nascido de termo não é o resultado de um único fator de risco, mas é um evento multifatorial resultante da interação de vários determinantes adquiridos ou constitucionais da doença em cada um dos três principais intervenientes: o feto, a mãe e a placenta **[17,26]**.

O AVC neonatal é uma patologia de origem multifatorial, com um mecanismo fisiopatológico muito complexo. Como resultado, a lista de factores de risco continua a crescer de estudo para estudo, e não pode ser exaustiva.

1- Factores de risco maternos e obstétricos

1-1-História e hábitos maternos

História de doença tromboembólica: A presença do polimorfismo do fator V Leiden (FVL) e de anticorpos antifosfolípidos nas mães aumenta a predisposição das crianças para o AVC **[27]**.

Arnaez et al. observaram uma freqüência de antecedentes trombóticos de 33% **[28]**. Além disso, a literatura mostra uma alta freqüência de primiparidade, em torno de 25%. De facto, a frequência de primiparidade ultrapassou os 65% em alguns estudos, como o de Martinez et al (**Tabela III**) **[17]**.

Quadro III: Caraterísticas e antecedentes maternos nos vários estudos

	Arnaez et al [28]	Martinez et al [94]	Renaud [5]
Idade média da mãe	33 (20-44)	31 (27-36)	28 (22-38)
Primiparidade	31%	66%	57%
História familiar de trombose	33%	15%	17%
Aborto espontâneo	14%	24%	16%

- **Uma história de infertilidade ou aborto espontâneo** pode estar associada ao AVC neonatal **[34]**.

A frequência de aborto espontâneo recorrente varia de 14% a 24% **[5,28]**.

- **Doenças auto-imunes maternas**, como o lúpus eritematoso

pode resultar no aumento dos níveis plasmáticos de agentes anti-fibrinolíticos **[30]**.

- **O tabagismo materno e a toxicodependência** são incriminados desde a

a vasoconstrição resultante pode afetar a vascularização feto-placentária **[31]**.

1-2-Condições e patologias da gravidez

Os factores de risco obstétrico relatados na literatura são numerosos. aos estudos na literatura (**tabela I**).

O sofrimento fetal agudo é o principal fator de risco na gravidez nos resultados de Chabrier et al., com uma percentagem de 33% **[33]**.

Tabela IV: Condições e patologias da gravidez em vários estudos

	Sorg et al [33]	Martinez et al [94]	Chabrier et al [33]
Gravidez de gémeos	6,7%	5%4%	
Diabetes gestacional	9,7%	-	7%
Pré-eclâmpsia	8%	9%4%	
Rutura prematura e prolongada das membranas	15%	21%6%	
Sofrimento fetal agudo	18,8%	14%33%	

Este resultado é semelhante ao de Sorg et al. com uma percentagem de **33%** [33]. Vários estudos de caso-controlo definiram o parto por cesariana de emergência como um fator de risco para AVCi, com um OR = 5,9 **[8]**.

- **A primiparidade** tem sido identificada em 30-75% dos casos de AVC em recém-nascidos **[26]**.
- **A gravidez gemelar** aumenta o risco de isquémia pela passagem de microêmbolos entre as duas circulações fetais e pela síndrome de transfusão-transfusão **[39]**.
- **O atraso de crescimento intrauterino (RCIU)** foi observado em vários neonatos afectados. O RCIU é acompanhado de hiperviscosidade, o que aumenta o risco de hipercoagulabilidade **[40]**.
- **A infeção materna** tem sido frequentemente associada ao desenvolvimento de AVC. O

O mecanismo aceite foi a ocorrência de DIC após um estado protrombótico adquirido **[36]**.

- **A rotura prematura e prolongada das membranas (RPM)** expõe o

mãe e o feto ao risco infecioso de corioamniotite e síndrome inflamatória fetal **[32]**.

- **A pré-eclâmpsia e a eclâmpsia** são doenças vasculares da placenta.

Representam um fator de risco considerável **[36]**.

A diabetes gestacional pode aumentar o risco de acidente vascular cerebral perinatal através da policitemia fetal e da macrossomia fetal **[33]**. A diabetes gestacional, a pré-eclâmpsia e a rotura prematura e prolongada das membranas são registadas com uma frequência de 10%. Estes resultados são comparáveis aos encontrados num grande estudo alemão recente **[41]**.

- **A hemorragia materno-fetal** é também uma causa de AVC perinatal.

Isto deve-se a danos na placenta, hipotensão e hipovolémia que levam a hipoperfusão cerebral e, consequentemente, a enfarte **[38]**.

1-3-Circunstâncias da entrega

- **O parto traumático** é definido como a presença de uma das seguintes situações: apresentação pélvica, distocia de ombro, desproporção feto-pélvica ou macrossomia fetal **[5,8]**. É uma fonte de estiramento e lesão dos vasos do pescoço, principalmente da artéria vertebral **[35]**.
- A asfixia **perinatal** é classificada como um dos factores de risco mais comuns para

A asfixia é um dos factores de risco mais importantes para o AVC perinatal, sendo o mecanismo mais comum o espasmo arterial [Erreur ! Source du renvoi introuvable]. A asfixia erinatal é um dos factores de risco para AVC neonatal mais frequentemente encontrados na literatura, com um OR que varia entre 7 e 22, dependendo do estudo **[8, 37]**. Na série de Munoz et al, o índice de Apgar aos 5 minutos foi menor que 7, com uma freqüência de 10% **[38]**.

2- Factores de risco neonatal

Para além destes factores , as patologias neonatais estão significativamente associadas à ocorrência de um AVCi

- **Macrossomia:** a literatura descreve um risco entre 6% e 18%.

[33].

- **Cardiopatia congénita**: a persistência de shunts permite a passagem de êmbolos venosos para a circulação arterial cerebral **[37]**.
- **As infecções neonatais,** principalmente a sépsis e a meningite, podem causar AVC neonatal através de mecanismos inflamatórios e pró-trombóticos **[40]**. O estudo caso-controlo de Hartemen et al. demonstrou que o início precoce da sépsis ou meningite está significativamente associado ao AVC neonatal **[42]**.
- **cuidados neonatais em cuidados intensivos**, como a utilização de cateteres arteriais e venosos e a oxigenação por membrana extracorporal **[18]**.
- **As doenças da coagulação**, adquiridas ou constitucionais, são importantes factores de risco protrombótico **[41,43]**.

Por isso, estávamos interessados no envolvimento da trombofilia hereditária no aparecimento do AVC.

2-1- Definição e fisiologia da trombofilia

A trombofilia é uma anomalia hereditária ou adquirida da hemostase que predispõe à trombose. A hemóstase é um conjunto de mecanismos destinados a prevenir as hemorragias espontâneas e a estancar as hemorragias que ocorrem em casode rutura da parede vascular. Desenvolve-se em três fases: hemostase primária, coagulação e fibrinólise **[44]**.

A hemostase primária é o conjunto de mecanismos que conduzem à formação do tampão plaquetário. Na sequência de uma lesão vascular, as plaquetas aderem ao endotélio vascular e agregam-se para formar um aglomerado que obstrui a abertura.

A coagulação é uma cascata de reacções que envolvem factores de coagulação, enzimas e fibrinogénio para formar o trombo vermelho (**figura 3**). A fibrinólise é um processo enzimático que leva à dissolução da fibrina e à lise do coágulo, impedindo a sua propagação **[45]**.

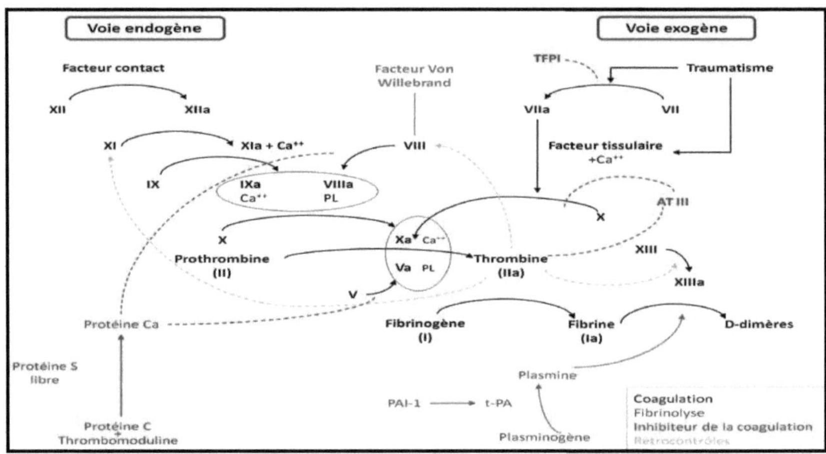

Figura 3: Diagrama da coagulação [45].

Vários factores reguladores estão envolvidos na limitação da extensão local e da difusão do coágulo. Os inibidores fisiológicos da coagulação são definidos como antitrombina (AT), proteína S (PS) e proteína C (PC). A trombofilia ocorre quando há uma deficiência de um destes factores. Certas mutações genéticas, como a mutação do gene do fator II G20210, o polimorfismo FVL G1691A e o polimorfismo do gene MTHFR, são os principais factores de risco hereditários envolvidos no AVC **[46]**.

A gestação é um período de risco particularmente elevado, tanto para a mãe como para o recém-nascido, induzindo fisiologicamente um estado de hipercoagulabilidade, principalmente através da redução da atividade coagulante da proteína S e do aumento da atividade do fator V, do fator VIII e do fibrinogénio. Este é um estado pré-trombótico natural. Ocorre também uma alteração na interação plaqueta-vaso, um aumento na formação de trombina e uma diminuição da trombólise fisiológica **[5,47]**.

Este estado de hipercoagulabilidade está também ligado a uma alteração na interação das plaquetas com o endotélio vascular, a um aumento da formação de trombina e a uma diminuição da trombólise fisiológica **[48]**.

2-2- Deficiência de inibidores fisiológicos da coagulação

➢ **Défice do PE**

A PS é sintetizada pelo fígado sob a influência da vitamina K.

Actua como um cofator de CP na inativação dos factores V e VIII activados **[49]**.

Num estudo libanês, Muwakkit et al. relataram défices suspeitos de PS em três doentes que se resolveram no seguimento **[50]**. Munoz et al. também não encontraram qualquer deficiência de PS na sua população de estudo **[38]**. Na literatura, uma grande série de estudos revelou uma maior frequência de deficiência de PS mas ainda assim baixa: deVeber et al **[7]** relataram uma prevalência desta deficiência de 4%. Curtis et al **[51]** relataram uma percentagem de 12% de doentes com deficiência de PS. Em cada um destes estudos, não foi estabelecida uma associação significativa entre a deficiência de PS e o AVC neonatal.

➢ **Défice de PC**

A PC é uma proteína anticoagulante dependente da vitamina K. O sistema PC-PS neutraliza os factores V e VIII activados, retardando assim a produção de trombina **[49]**.

Estudos de Simchen et al. encontraram 19% de deficiência de PC nas suas populações de estudo **[27]**. Numa série tunisina de 6 casos, a deficiência de PC foi identificada como a principal anomalia constitucional da coagulação responsável por casos de AVC neonatal. **[52]**. Além disso, vários estudos revelaram percentagens muito baixas de deficiência de PC, variando entre 0,5 e 4% **[53, 54]**.

➢ **Défice da AT**

A AT é um importante anticoagulante fisiológico. É uma glicoproteína cujo papel é neutralizar a trombina e outros factores de coagulação (VII, IX, X). Para que a sua atividade seja óptima, a AT liga-se ao sulfato de heparina, que é derivado das células endoteliais **[49]**.

As deficiências nos inibidores fisiológicos da coagulação estão associadas a um risco acrescido de trombose. Essas deficiências foram observadas em 4,7% dos recém-nascidos com AVC **[53]**.

Shalta et al. e Kurnik et al. relataram uma ausência de deficiência de AT **[55, 56]**. No entanto, uma baixa percentagem de deficiência de AT (0,4%) foi observada na meta-análise de Perez et al **[57]**. No entanto, um grande estudo realizado numa população internacional mostrou uma associação entre a frequência de deficiência de AT, a coexistência de mais de um fator protrombótico e um risco aumentado de AVC (**tabela V**) **[58]**.

Quadro V: Deficiência de inibidores da coagulação no AVC isquémico neonatal

série	Défice de PS % (n/N)	Défice de PC % (n/N)	Défice de AT % (n /N)
Oueslati [52]	0	50% (3 /6)	-
Curtis et al [51]	12% (9/76)	9% (7/76)	1% (1/76)
Deveber et al [58]	4% (28/708)	3,3% (26/778)	3,1% (23/750)
Duran et al [78]	0	10% (3/30)	6,7% (2/30)

Esta diferença na frequência da deficiência de inibidores da coagulação pode ser explicada pela natureza particular da hemostase nos recém-nascidos. O equilíbrio da hemostase é frágil nos recém-nascidos, que estão expostos a patologias da hemostase, por vezes graves, adquiridas e constitucionais. O diagnóstico das deficiências é por vezes difícil nos recém-nascidos devido aos níveis fisiologicamente muito baixos de certos inibidores da coagulação **[59]**.

2-3- Polimorfismo G1691A do Fator V de Leiden

O FVL é a confirmação genética da resistência à proteína C activada (aPCR). A PC activada é responsável pela inativação do fator V ativado durante a cascata da coagulação. Pensa-se que a presença do polimorfismo FVL G1691A impede esta inativação, levando à formação de trombos **[60]**. O FVL resulta de uma mutação que ocorre ao nível de um único nucleótido, manifestada por uma substituição da base adenina por guanina na posição G1691A do fator V **[61]**. Esta é a anomalia mais comum nas trombofilias hereditárias (4-10% da população geral) **[62]**. A série turca de Duran et al. revelou uma frequência de 23,3% de crianças com AVCi com este polimorfismo. A meta-análise de Kenet et al., que incluiu 22 estudos e 1014 doentes, revelou uma forte ligação entre o polimorfismo LVF e o AVC: OR=3,70 IC 95%: [2,82-4,85] **[63]**. Por outro lado, uma meta-análise ainda mais recente, que incluiu 10 estudos, confirmou a associação desta anomalia genética com o AVC neonatal **[53]**. Apesar do grande número de estudos que demonstram uma elevada frequência de FVE em doentes, os estudos que demonstram uma associação significativa com a doença continuam a ser limitados **(tabela VI) [27,55,28]**. Alguns estudos sugeriram uma associação fraca ou inexistente entre o polimorfismo LVF e o AVC em neonatos **[5,38,51]**.

O envolvimento desta anomalia genética na patogénese do AVC neonatal permanece controverso.

Tabela VI: Frequência do polimorfismo do fator V de Leiden no AVC isquémico neonatal

Série		Fator V de Leiden (%)	*p*	OU IC95%
Kurnik et al.	**[56]**	14,8		
Kenet et al.	**[63]**	15,3		3,75 [2,82-4,85]
Shatla et al.	**[55]**	25	-	-
Renaud et al.	**[64]**	3,5	>0,05	[0,7-9,9]
Duran et al.	**[78]**	23,3	<0.05	
Curtis et al.	**[51]**	6,3		6,3 [-0,7-17,9]
Simchen et al.	**[27]**	26,1		4,2 [1,5-11,3]

2-4-Mutação do gene do fator II G20210A

A protrombina (Fator II) é o precursor da trombina, uma enzima chave na cascata da coagulação. A trombina tem actividades pró-coagulantes, convertendo o fibrinogénio em fibrina, activando o fator XIII e amplificando a sua própria formação. A mutação do gene da protrombina G20210A está associada a níveis elevados de fator II no plasma e só pode ser detectada por biologia molecular. Até à data, os estudos não confirmaram uma correlação entre a mutação G20210A e o AVC neonatal **[64].**

A mutação G20210A no gene do fator II é uma anomalia protrombótica hereditária frequente que varia de acordo com a etnia. Sua associação com doença tromboembólica venosa (TEV) já foi bem estabelecida na literatura **[65]**. A ausência de associação entre esta mutação e AVC em recém-nascidos tem sido observada em alguns estudos recentes **[38,50, 66]**. Uma meta-análise de 13 estudos mostrou um OR de 2,60 IC95%: [1,66- 4,08] **[62]**. Uma meta-análise mais recente, incluindo 10 estudos, não apoiou uma correlação significativa entre a mutação G20210A no gene da protrombina e o AVC neonatal **[53]**. Além disso, a maioria dos estudos relatou frequências inferiores a 10% **(tabela**

VII).

Quadro VII: Mutação do gene da protrombina no AVC isquémico neonatal

Série		Mutação G20210A do gene do Fator II (%)
Gefland et al	**[66]**	0
Shatla et al	**[55]**	5
Renaud	**[5]**	1,3
Curry et al	**[54]**	10
Curtis et al	**[51]**	2,2
Deveber et al	**[58]**	3,3

Polimorfismo 2-5-C677T do gene MTHFR

A MTHFR é uma enzima reguladora importante no metabolismo dos folatos (derivados do ácido fólico/vitamina B9) e da homocisteína **[67]**.

Vários investigadores debruçaram-se sobre o polimorfismo C677T do gene MTHFR e o seu envolvimento no AVC neonatal. Os seus resultados foram heterogéneos **(Tabela VIII) [67, 68, 69]**. Um estudo tunisino realizado por Oueslati **[52]** encontrou a mutação MTHFR em 33,4% dos casos. Um estudo recente realizado na América do Norte mostrou uma prevalência bastante elevada do polimorfismo MTHFR C677T em doentes com AVC (genótipos CT e TT distribuídos em 37,2% e 9,3%, respetivamente), mas esta não foi significativamente diferente da detectada nos controlos (genótipos CT e TT distribuídos em 37% e 15%, respetivamente) **[51]**. O papel deste polimorfismo na patogénese da trombose venosa profunda está bem estabelecido. Uma consequência direta do polimorfismo do gene MTHFR é o aumento dos níveis de homocisteína no sangue.

Esta hiper-homocisteinemia pode ser tóxica para as células endoteliais e causar a ativação das plaquetas e a formação de coágulos. Além disso, foi observada uma redução da atividade da PC e da AT nos casos de hiper-homocisteinemia.

A presença de níveis elevados de homocisteína no sangue poderia, portanto, criar um ambiente favorável à trombose venosa**[70, 71]**.

Tabela VIII: Polimorfismo C677T do gene MTHFR no AVC isquémico neonatal

Série		MTHFR (%)	Heterozigótico CT	Homozigótico TT	p ou OR IC95%
Gefland et al.	[66]	47	39	8	2.0 [0,6-6,8]
Shatla et al.	[55]	50	20	30	
Perez et al.	[53]	13,1			
Curry et al.	[54]	22	6	17	$p<0,05$
Simchen et al.	[27]	21,7		21,7	1,4 [0,6- 3,5]
Muwakkit et al.	[50]	54,2	41,7	12,5	$p>0.05$
Alsayouf et al.	[67]	8		8	$p>0,05$

Anticorpos 2-6-Antifosfolípidos

Existem três tipos convencionais de anticorpos antifosfolípidos: os anticoagulantes circulantes (ACC) do tipo anticoagulante lúpico (AL), as anticardiolipinas (aCL) e a anti-beta-2-glicoproteína I (anti-β2GPI). Pensa-se que estes anticorpos antifosfolípidos estão envolvidos na trombose venosa por dois mecanismos diferentes. Em primeiro lugar, interagem com fosfolípidos celulares nas plaquetas, levando a trombocitopenia e subsequente ativação da coagulação **[72]**.

Por outro lado, estes anticorpos inibem a atividade da AT ao ligarem-se aos sulfatos de heparina.

Um teste antifosfolípido positivo deve ser confirmado numa segunda amostra colhida com 12 semanas de intervalo **[73]**.

A síndrome antifosfolipídica (SAF) é definida pela presença de trombose (venosa, arterial, microvascular ou uma combinação destas) e/ou morbilidade obstétrica (aborto espontâneo, parto prematuro, MFIU) com positividade persistente de anticorpos antifosfolipídicos (aPL) durante pelo menos 12 semanas. Estes anticorpos aPL formam uma família heterogénea, incluindo ACCs do tipo LA, anticorpos anticardiolipina (aCL) do tipo IgG ou IgM e anticorpos anti-β2-glicoproteína I (anti-β2GPI) do tipo IgG ou IgM **[74]**. As aPLs não reconhecem apenas fosfolípidos, mas também proteínas séricas que são cofactores e podem ligar-se a fosfolípidos (proteína C, proteína S, trombomodulina, anexina e β2GPI) **[75]**. A fisiopatologia da APAS baseia-se, assim, na perturbação do sistema de coagulação para um estado pró-coagulante, interferindo com os reguladores da coagulação, activando as células envolvidas na coagulação, inibindo a fibrinólise e activando o sistema do complemento **[76]**.

A associação destes anticorpos com o aparecimento de trombose venosa profunda e aborto espontâneo já foi confirmada na literatura. Consequentemente, os recém-nascidos de mães com SAF estariam mais expostos ao risco de eventos tromboembólicos e, consequentemente, de AVC perinatal, dada a transmissão passiva destes anticorpos ao feto durante a gravidez. Esta hipótese tem sido apoiada por alguns estudos que verificaram que os recém-nascidos de mães com SAF têm um risco acrescido de AVC perinatal. Na nossa série, apenas um recém-nascido do sexo feminino apresentou um teste de anticorpos antifosfolípidos positivo. O mesmo resultado foi relatado por Munoz et al **[38]**. Além disso, num estudo canadiano recente, todos os doentes do estudo testaram negativo para anticorpos antifosfolípidos **[51]**.

No entanto, os resultados dos estudos sobre o papel destes anticorpos no aparecimento do AVC perinatal permanecem controversos. De facto, alguns estudos demonstraram que os anticorpos antifosfolípidos estão significativamente associados à doença **[27]**. Por exemplo, uma meta-análise de 8 estudos mostrou uma forte associação entre anticorpos antifosfolípidos e AVC, com um OR=6,95 e 95% CI [3,67-13,14] **[77]**. No entanto, outros estudos, apesar de uma elevada taxa de positividade para estes anticorpos, não conseguiram estabelecer esta associação. Foi o caso do estudo de Duran et al. em que relataram uma prevalência de antifosfolípides tipo LA da ordem de 16,7% no AVC neonatal, mas sem uma associação estatisticamente significativa **[78]**. Outro estudo, incluindo 62 neonatos com AVC, encontrou ACC do tipo LA positivo em 12 neonatos. No entanto, após controlos regulares, estes níveis voltaram ao normal em 10 crianças, num período médio de dois anos e meio. Os autores concluíram que os antifosfolípidos não eram um fator de risco para o AVC **[79]**.

2-7- Papel das anomalias combinadas da coagulação

Num estudo egípcio realizado por Shatla et al, as anomalias da coagulação foram combinadas em 20% dos casos. **[55]**.

Kurnik et al. também encontraram uma percentagem de 14,4% de anomalias pró-trombóticas combinadas. Mais do que isso, o seu estudo mostrou que o risco de AVC recorrente está aumentado em crianças com anomalias de coagulação associadas **[56]**.

Dependendo das séries da literatura, a combinação de anomalias protrombóticas afecta entre 11,1% e 30% dos recém-nascidos com AVC.

2-8- Papel da lipoproteína "a" no acidente vascular cerebral isquémico em recém-nascidos

De acordo com estudos recentes, o risco de AVC neonatal está aumentado na presença do polimorfismo do fator Vleiden, do polimorfismo MTHFR e de Lp 'a' elevada **[70, 80]**.

De facto, a Lp 'a' compete com o plasminogénio devido à sua estrutura próxima, o que permitiria estabelecer a ligação entre esta lipoproteína e as proteínas do sistema de hemostase. Esta anomalia é considerada como um fator de risco genético nos jovens adultos, confirmado por uma meta-análise recente. Além disso, concentrações elevadas de Lp'a foram encontradas em recém-nascidos com AVC e nas suas mães, actuando em sinergia com outras anomalias pró-trombóticas **[53]**.

A Lp'a é, portanto, um fator de comorbilidade adquirido, aumentando o risco de AVC, particularmente quando coexistem outros factores de risco trombofílicos. Por este motivo, o doseamento da Lp 'a' deve ser solicitado, para além da pesquisa de mutações FVL e MTHFR nos exames etiológicos.

EXAMES ADICIONAL

VI- OUTROS ENSAIOS

A imagiologia desempenha um papel central no diagnóstico do enfarte cerebral neonatal, para autenticar a isquémia arterial, especificar a sua topografia e extensão e, em alguns casos, avaliar o momento do seu aparecimento. Perante um quadro neurológico neonatal agudo, ajuda a excluir outras causas patológicas e a orientar a introdução de terapêuticas específicas. Também fornece informações prognósticas tanto no período agudo quanto na avaliação de lesões à distância do episódio **[81,82]**.

São utilizadas três técnicas de exploração.

1- Ecografia transfontanelar e Doppler

Trata-se de um teste disponível e inofensivo. É efectuado no leito do doente, mesmo em recém-nascidos instáveis ou em suporte ventilatório. Pode ser repetido sem restrições e continua a ser o principal método de exame do cérebro neonatal antes de qualquer exploração secundária adicional. No entanto, este exame tem algumas limitações. Os eventos isquémicos típicos são claramente visíveis. Apresentam-se como hiperecogenicidade triangular com uma base cortical, tipicamente bem limitada envolvendo o córtex e a substância branca subcortical, com perda de definição das convoluções adjacentes correspondentes a um território arterial **[83,57]**.

2- Tomografia cerebral

É uma ferramenta de exploração rápida que destaca o AVC, a sua localização e a sua extensão, embora não seja ideal para explorar a fossa posterior. A tomografia computorizada (TC) cerebral pode mostrar com precisão lesões superficiais ou hemorrágicas que não são discerníveis na FTE.

A TC é geralmente efectuada na fase aguda sem injeção de meio de contraste **[83,57]**.

3- Imagem por ressonância magnética

Tal como o FET, a RM não expõe o recém-nascido aos efeitos potencialmente nocivos da radiação ionizante. A RM é o exame de eleição para avaliar o parênquima cerebral em recém-nascidos de termo. Em caso de AVC, é a técnica mais sensível e precoce. Permite analisar a topografia das lesões: distribuição arterial ou não, envolvimento das zonas juncionais. O protocolo básico para os recém-nascidos inclui sequências ponderadas em T1, T2, difusão, angio-RM e T1 após injeção intravenosa de gadolínio **[84]**.

VII- AVALIAÇÃO GERAL DO ACIDENTE VASCULAR CEREBRAL ISQUÉMICO EM RECÉM-NASCIDOS

Uma vez confirmado o diagnóstico de AVC num recém-nascido, recomenda-se a realização de um estudo etiológico para determinar os factores de risco envolvidos na doença.

Esta avaliação etiológica tem por objetivo :

- São investigados os factores de risco maternos, obstétricos e neonatais.
- Procurar uma anomalia vascular arterial (trombose/dissecção/hipoplasia congénita, etc.) através de uma ressonância magnética cérvico-cerebral, se ainda não tiver sido efectuada, ou, na sua falta, de uma ecografia Doppler dos troncos supra-aórticos.
- Pesquisa de doença cardíaca emboligénica congénita através de um ecocardiografia.

• Pesquisa de uma anomalia da coagulação através de testes biológicos de coagulação.

Propomos uma abordagem para a investigação etiológica do AVC em recém-nascidos (**figura 4**).

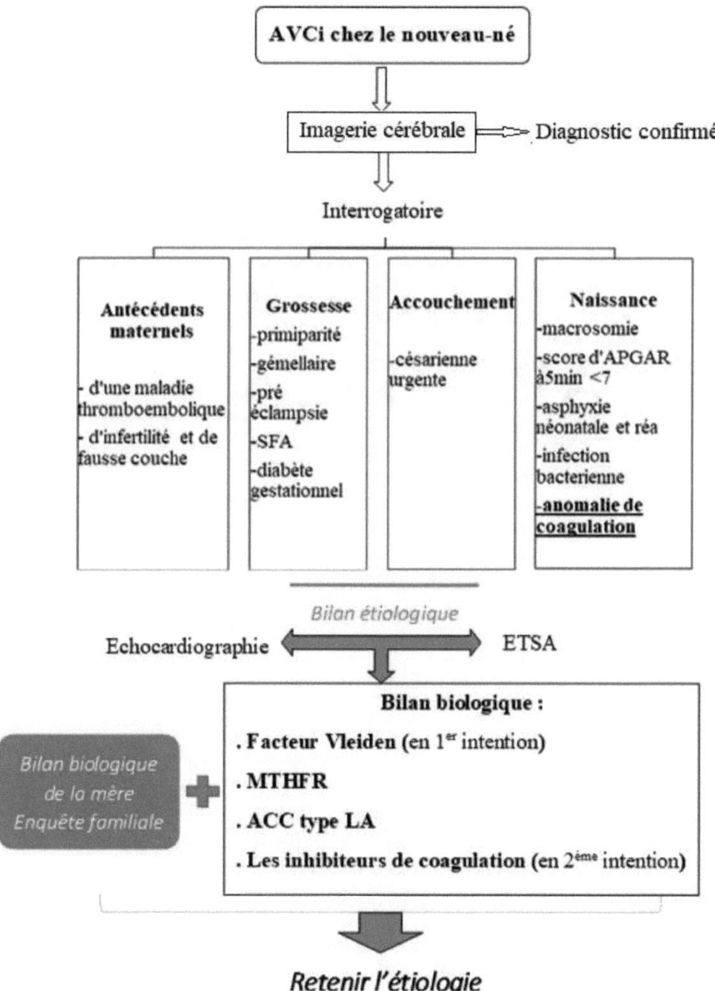

Figura 4: Avaliação do AVC isquémico em recém-nascidos

CUIDADO TERAPÊUTICA

VIII- CUIDADO

1- Gestão terapêutica na fase aguda

A taxa de recorrência de AVC arterial em recém-nascidos, exceto aqueles com doença cardíaca congénita ou trombofilia, é muito baixa (<1%), em contraste com o AVC em crianças mais velhas ou adultos. Portanto, o uso de trombolíticos ou anticoagulantes, incluindo heparina ou agentes antiplaquetários, não é recomendado em neonatos **[85]**.

Durante a fase aguda, o tratamento sintomático é principalmente para as convulsões. As convulsões resultantes do AVC respondem geralmente bem à medicação anticonvulsiva padrão. Embora ainda amplamente debatido, a intervenção é necessária em casos de status epilepticus, convulsões clínicas que duram mais de 5 minutos consecutivos, ou convulsões mais curtas (> 30 segundos), mas repetidas (2 ou mais por hora) **[23]**.

O fenobarbital continua a ser o fármaco mais frequentemente prescrito para o tratamento inicial das convulsões neonatais. De facto, é o medicamento com o qual os clínicos têm mais experiência. A sua posologia é a seguinte: uma dose de carga de 20 mg/kg administrada por perfusão intravenosa durante 20 minutos, seguida, se necessário, de uma segunda dose de carga (10 mg/kg) para atingir uma barbitúria de 25-30 mg/L. É aconselhável utilizar um único fármaco antiepilético na sua dose máxima e, em caso de recorrência, propor uma combinação com um fármaco antiepilético com um mecanismo de ação diferente **[86]**.

O fenobarbital deve ser utilizado como tratamento de primeira linha, seguido da fenitoína, se esta falhar, e depois do clonazepam **[24]**. Outros objectivos são a correção do desequilíbrio ácido-base e das anomalias electrolíticas, a garantia de oxigenação e ventilação adequadas, o tratamento da anemia e a administração de antibióticos em caso de infeção bacteriana **[4]**. O *American College of Chest Physicians* (ACCP) sugere que apenas os recém-nascidos com um primeiro episódio de AVC arterial e uma etiologia cardioembólica comprovada devem receber tratamento com heparina não fraccionada ou heparina de baixo peso molecular, mas qualquer terapia anticoagulante ou com aspirina tem sido desaconselhada em recém-nascidos com AVC arterial não cardioembólico **[87]**.

2- Apoio funcional

Os primeiros meses são geralmente simples. As crises epilépticas são geralmente facilmente controladas pelo tratamento inicial. Após um AVC neonatal, o desenvolvimento da criança pode ser complicado por várias sequelas motoras e cognitivas. Os défices motores podem manifestar-se nas crianças durante os primeiros meses como paralisia cerebral **[88]**.

Logo que a fase aguda do AVC esteja resolvida, deve ser iniciada a terapia de reabilitação interventiva **[89]**. O objetivo da reabilitação precoce utilizando fisioterapia, terapia ocupacional ou terapia psicomotora (separadamente ou em combinação) é manter a amplitude de movimento articular e evitar deformidades ortopédicas **[90]**.

Estas medidas devem então ser combinadas com uma abordagem mais global da criança, permitindo-lhe realizar actividades e, sobretudo, integrar-se socialmente apesar da síndrome do défice. As sequelas devem ser detectadas e acompanhadas. Deve ser adoptada uma abordagem multidisciplinar que envolva pediatras, médicos fisiatras, fisioterapeutas, terapeutas ocupacionais, terapeutas da fala, terapeutas da fala, neuropediatras, pedopsiquiatras e oftalmologistas, a fim de otimizar o desempenho funcional, promover a reabilitação e, de um modo geral, melhorar a qualidade de vida.

CONCLUSÃO

AVC isquémico perinatal é a forma mais comum de AVC pediátrico. ^{ème}Deve-se a uma interrupção focal do fluxo sanguíneo cerebral, que ocorre entre as 20 semanas de gestação.

^{ème}e o 28º dia de vida. A sua incidência varia de um estudo para outro, dependendo dos critérios de inclusão e exclusão.

O AVC isquémico perinatal é um evento multifatorial resultante da interação de vários factores adquiridos ou constitucionais que afectam a mãe, o feto e a placenta. A presença de perturbações trombofílicas A hemostase do recém-nascido é um sistema em desenvolvimento, com alterações funcionais e quantitativas durante os primeiros meses de vida, que deve ser dominado por clínicos e biólogos, a fim de fazer um diagnóstico etiológico correto e proporcionar uma gestão adequada do doente.

Dada a complexidade da fisiopatologia do AVC neonatal, é um desafio investigar a causa, e uma investigação etiológica abrangente e direcionada seria de grande utilidade para melhorar a qualidade de vida destas crianças e dos seus pais.

Após um AVC neonatal, o desenvolvimento da criança pode ser complicado por várias sequelas motoras e cognitivas. Os défices motores podem manifestar-se nas crianças durante os primeiros meses sob a forma de paralisia cerebral. O objetivo da fisioterapia precoce, da terapia ocupacional e da terapia psicomotora (separadamente ou em combinação) é manter a amplitude articular e evitar deformações ortopédicas.

Estas medidas devem então ser combinadas com uma intervenção mais global para acriança, permitindo-lhe realizar as suas actividades e, sobretudo, integrar-se socialmente apesar da sua síndrome deficitária.

REFERÊNCIAS

1. **Azcona B, Layouni I.** Acidente vascular cerebral perinatal. *Med Ther Pediatr.2011;14:238-45.*

2. **Ngoma Souamy ML.** Les Textilomes intrapéritonéaux à propos de 2 cas avec revue de la littérature [Tese]. *Rabat: Universidade Mohammed V-Souissi, Faculdade de Medicina e Farmácia;. 2013.*

3. **Adami RR, Grundy ME, Poretti A, Felling RJ, Lemmon M, Graham EM.** Distinguir o AVC isquémico arterial da encefalopatia hipóxico-isquémica no recém-nascido ao nascimento. *Obstet Gynecol.2016;128:704-12.*

4. **Ferriero DM, Fullerton HJ, Bernard TJ, Billinghurst L, Daniels SR, DeBaun MR, et al.** Gestão do AVC em neonatos e crianças: uma declaração científica da American Heart Association/American Stroke Association. *Stroke.2019;50:e51-e96.*

5. **Renaud C.** Enfarte arterial cerebral em recém-nascidos de termo: apresentação clínica, factores de risco e determinantes evolutivos a partir de uma coorte prospetiva multicêntrica de epidemiologia descritiva [Tese]. *Saint Etienne: Université Jean Monnet; 2011.*

6. **Centro Nacional de Referência para o Acidente Vascular Cerebral na Infância.** As Doenças. *[Online]. 2019 [Acedido em 24/12/2022], disponível em URL:*

http://www.cnravcenfant.fr/AVC_Phase_Aigue/Maladies/Les_Maladies.htm l

7. **deVeber GA, Kirton A, Booth FA, Yager JY, Wirrell EC, Wood E, et al.** Epidemiologia e resultados do AVC isquémico arterial em crianças: O Registo Canadiano de AVC Isquémico Pediátrico. *Pediatr Neurol.2017;69:58-70.*

8. **Darmency-Stamboul V, Cordier AG, Chabrier S.** AVC isquémico arterial em recém-nascidos de termo e quase termo: prevalência e factores de risco. *Arch Pediatr.2017;24:9S3-11.*

9. **Dunbar M, Kirton A.** Acidente vascular cerebral perinatal. *Semin Pediatr Neurol. 2019;32: 100767.*

10. **Dunbar M, Mineyko A, Hill M, Hodge J, Floer A, Kirton A.** Prevalência de nascimento com base na população de acidente vascular cerebral perinatal específico da doença. *Pediatrics. 2020;146:e2020013201.*

11. **Golomb MR, Fullerton HJ, Nowak-Gottl U, Deveber G.** Male predominance in childhood ischemic stroke: findings from the international pediatric stroke study. *Stroke. 2009;40:52-7.*

12. **Wagenaar N, Martinez-Biarge M, van der Aa NE, van Haastert IC, Groenendaal F, Benders MJ, et al.** Neurodesenvolvimento após acidente vascular cerebral isquémico arterial perinatal. *Pediatrics.2018;142:e20174164.*

13. Rhee CJ, da Costa CS, Austin T, Brady KM, Czosnyka M, Lee JK. Autorregulação cerebrovascular neonatal. *Pediatr Res. 2018;84:602-10.*

14. **Chabrier S, Husson B, Dinomais M, Landrieu P, Nguyen The Tich S.** New insights (and new interrogations) in perinatal arterial ischemic stroke. *Thromb Res. 2011;127:13-22.*

15. **Stago.** História da Trombose. *[Online]. [Acedido em 29/08/2022], disponível em URL: https://www.stago.com/fr/lhemostase/histoire-de-la-thrombose/*

16. **Robert J.** Avaliação do escore PERC e do algoritmo YEARS no diagnóstico de embolia pulmonar: um estudo retrospetivo no departamento de emergência do Hospital Universitário de Caen [Tese]. *Cean: Universidade de Caen - Normandia, Faculdade de Medicina; 2018.*

17. **Martinez-Biarge M, Ferriero DM, Cowan FM.** Acidente vascular cerebral isquémico arterial perinatal. *Handb Clin Neurol. 2019;162:239-66.*

18. **Nouri-Merchaoui S, Mahdhaoui N, Trabelsi S, Seboui H.** Trombose arterial neonatal não causada por cateterismo arterial: cerca de 4 observações. *Arch Pediatr. 2012;19:413-8.*

19. **Roy B, Arbuckle S, Walker K, Morgan C, Galea C, Badawi N, et al.** O papel da placenta no AVC perinatal: uma revisão sistemática. *J Child Neurol. 2020;35:773-83.*

20. Finnemore A, Groves A. Fisiologia da circulação fetal e de transição. *Semin Fetal Neonatal Med. 2015;20:210-6.*

21. **Kara-Zaitri MA.** Circulação fetal. *[Online]. 2021 [Acedido em 07/11/2022], disponível em URL: https://www.dr-karazaitri-ma.net/ embryology/fetal-circulation-2/*

22. **Hamida N, Hakim A, Fourati H, Ben Thabet A, Walha L, Bouraoui A, et al.** Dissecção arterial cervical neonatal secundária a trauma obstétrico. *Arch Pediatr. 2014;21:201-5.*

23. **Saliba E, Debillon T, Auvin S, Baud O, Biran V, Chabernaud JL, et al.** Acidente vascular cerebral isquémico arterial neonatal: resumo das recomendações. *Arch Pediatr. 2017;24:180-8.*

24. **Klučka J, Klabusayová E, Musilová T, Kramplová T, Skříšovská T, Kratochvíl M, et al.** Paciente pediátrico com AVC isquémico: abordagem inicial e gestão precoce. *Crianças (Basileia). 2021;8:649.*

25. **Amlie-Lefond C.** Evaluation and acute management of ischemic stroke in infants and children (Avaliação e tratamento agudo do AVC isquémico em bebés e crianças). *Continuum (Minneap Minn). 2018;24:150-70.*

26. **Chabrier S, Kossorotoff M, Chevin M, Fluss J.** AVC perinatal: nosografia, apresentação clínica, patogénese, factores de risco e genética. *Bull Acad Nat Med. 2021;205:490-8.*

27. **Simchen MJ, Goldstein G, Lubetsky A, Strauss T, Schiff E, Kenet G.** Fator v Leiden e anticorpos antifosfolípidos em mães ou bebés aumentam o risco de AVC isquémico arterial perinatal. *Stroke. 2009;40:65- 70.*

28. **Arnaez J, Arca G, Martín-Ancel A, Agut T, Garcia-Alix A.** Acidente vascular cerebral isquémico arterial neonatal: risco relacionado com a história familiar, doenças maternas e trombofilia genética. *Clin Appl Thromb. 2018;24:79-84.*

29. **Kopyta I, Cebula A, Sarecka-Hujar B.** Mortes precoces após acidente vascular cerebral isquémico arterial em doentes pediátricos: incidência e factores de risco. *Crianças (Basileia). 2021;8:471.*

***30.* Poon LC, Shennan A, Hyett JA, Kapur A, Hadar E, Divakar H, et al.** The International Federation of Gynecology and Obstetrics (FIGO) initiative on pre-eclampsia: A pragmatic guide for first-trimester screening and prevention. *Int J Gynecol Obstet. 2019;145:1-33.*

***31.* Felling RJ, Sun LR, Maxwell EC, Goldenberg N, Bernard T.** AVC isquémico arterial pediátrico: Epidemiologia, factores de risco e gestão. *Blood Cells Mol Dis. 2017;67:23-33.*

***32.* Dueck CC, Grynspan D, Eisenstat DD, Caces R, Rafay MF.** Acidente vascular cerebral isquémico perinatal secundário a corioamnionite: apresentação de um caso histopatológico. *J Child Neurol. 2009;24:1557-60.*

***33.* Chabrier S, Saliba E, Nguyen The Tich S, Charollais A, Varlet MN, Tardy B, et al.** As caraterísticas obstétricas e neonatais variam com o peso à nascença numa coorte de 100 recém-nascidos de termo com AVC isquémico arterial sintomático. *Eur J Paediatr Neurol. 2010;14:206-13.*

***34.* Sorg AL, von Kries R, Klemme M, Gerstl L, Weinberger R, Beyerlein A, et al.** Factores de risco para acidente vascular cerebral isquémico arterial perinatal: um grande estudo de caso-controlo. *Dev Med Child Neurol. 2020;62:513-20*

***35.* Sutherly LJ, Malloy R.** Risk factors of pediatric stroke (Factores de risco do AVC pediátrico). *J Neurosci Nurs. 2020;52:58-60.*

***36.* Kamate M, Reddy NA, Detroja M.** Infecções perinatais: um importante fator de risco etiológico para a angiopatia mineralizante. *Indian J Pediatr. 2021; 88:58-60*

***37.* Li C, Miao JK, Xu Y, Hua YY, Ma Q, Zhou LL, et al.** Factores de risco pré-natais, perinatais e neonatais para AVC isquémico arterial perinatal: uma revisão sistemática e meta-análise. *Eur J Neurol. 2017;24:1006-15.*

***38.* Munoz D, Hidalgo MJ, Balut F, Troncoso M, Lara S, Barrios A, et al.** Fatores de risco para acidente vascular cerebral isquêmico arterial perinatal: um estudo de caso-controle. *Cell Med. 2018;10:1-6.*

39. **Darmency-Stamboul V, Chantegret C, Ferdynus C, Mejean N, Durand C, Sagot P, et al.** Factores pré-natais associados ao AVC isquémico arterial perinatal. *AVC. 2012;43:2307-12*

40. **Giraud A, Guiraut C, Chevin M, Chabrier S, Sébire G.** Papel da inflamação perinatal no acidente vascular cerebral isquêmico arterial neonatal. *Front Neurol. 2017;8: 612.*

41. **Kharoubi S, Bastandji A, Ahmouda W, Bounour D, Bouslama F, Layachi F, et al.** SFP-P106 - Emergências - Emergências respiratórias laríngeas em contexto pediátrico na Argélia. *Arch Pediatr. 2008;15:975.*

42. **Harteman JC, Groenendaal F, Kwee A, Welsing PM, Benders MJ, de Vries LS.** Factores de risco para acidente vascular cerebral isquémico arterial perinatal em bebés de termo: um estudo de caso-controlo. *Arch Dis Child Fetal Neonatal Ed. 2012;97:F411-6.*

43. **Barnes C, Deveber G.** Prothrombotic abnormalities in childhood ischaemic stroke. *Thromb Res. 2006;118:67-74.*

44. **Lejus C, Pajot S, Le Roux C, Surbled M.** Haemostasis in neonates: what the clinician needs to know. *Arch Pediatr. 2010;17:862-3.*

45. **Periayah MH, Halim AS, Mat Saad AZ.** Mecanismo de ação das plaquetas e vias cruciais de coagulação do sangue na hemostasia. *Int J Hematol Oncol Stem Cell Res. 2017;11:319-27.*

46. **de Revel T.** Fisiologia da hemostase. *EMC-Dentistry. 2004;1:71-81.*

47. **Rey E, Kahn SR, David M, Shrier I.** Doenças trombofílicas e perda fetal: uma meta-análise. *Lancet. 2003;361:901-8.*

48. **Nelson KB.** Thrombophilias, perinatal stroke, and cerebral palsy. *Clin Obstet Gynecol. 2006;49:875-84.*

49. **Arboix A, Jiménez C, Massons J, Parra O, Besses C.** Distúrbios hematológicos: uma causa comumente não reconhecida de acidente vascular cerebral agudo. *Expert Rev Hematol. 2016;9:891-901.*

50. **Muwakkit SA, Majdalani M, Hourani R, Mahfouz RA, Otrock ZK, Bilalian C, et al.** Trombofilia hereditária no acidente vascular cerebral arterial na infância: dados do Líbano. *Pediatr Neurol. 2011;45:155-8.*

51. **Curtis C, Mineyko A, Massicotte P, Leaker M, Jiang XY, Floer A, et al.** O risco de trombofilia não aumenta nas crianças após um acidente vascular cerebral perinatal. *Blood. 2017;129:2793-800.*

52. **Oueslati I.** Acidentes vasculares tromboembólicos arteriais e venosos dos períodos pré e pós-natal: cerca de 11 casos [Tese]. *Monastir: Universidade de Monastir, Faculdade de Farmácia; 2013.*

53. **Perez T, Valentin Jb, Saliba E, Gruel Y.** Acidente vascular cerebral isquémico em recém-nascidos: que factores de risco trombóticos biológicos procurar e quais são as consequências na prática? *Arch Pediatr. 2017;24:9S28-34.*

54. **Curry CJ, Bhullar S, Holmes J, Delozier CD, Roeder ER, Hutchison HT.** Risk factors for perinatal arterial stroke: a study of 60 mother-child pairs. *Pediatr Neurol. 2007;37:99-107.*

55. **Shatla HM, Tomoum HY, Elsayed SM, Aly RH, Shatla RH, Ismail MA, et al.** Trombofilia hereditária no AVC isquémico pediátrico: um estudo egípcio. *Pediatr Neurol. 2012;47:114-8.*

56. **Kurnik K, Kosch A, Sträter R, Schobess R, Heller C, Nowak-Göttl U.** Tromboembolismo recorrente em bebés e crianças que sofreram um acidente vascular cerebral neonatal sintomático: um estudo prospetivo de acompanhamento. *Stroke. 2003;34:2887-92.*

57. **Husson B, Durand C, Hertz-Pannier L.** Recomendações para a imagiologia do AVC isquémico em recém-nascidos. *Arch Pediatr. 2017;24:9S19-27.*

58. **deVeber G, Kirkham F, Shannon K, Brandão L, Sträter R, Kenet G, et al.** AVC recorrente: o papel da trombofilia numa grande população internacional de AVC pediátrico. *Haematologica. 2019;104:1676-81.*

59. Sirachainan N, Limrungsikul A, Chuansumrit A, Nuntnarumit P, Thampratankul L, Wangruangsathit S, et al. Incidências, factores de risco e resultados do tromboembolismo neonatal. *J Matern Fetal Neonatal Med. 2018;31:347-51.*

60. Colvin BT. Physiology of haemostasis. *Vox Sang. 2004;87:43-6.*

61. Charvier A. Prescrição de exames de trombofilia na presença de doença tromboembólica venosa e consequências terapêuticas: avaliação das práticas em medicina geral (região de Languedoc-Roussillon) [Tese]. *Montpellier: Université de Montpellier, Faculté de Médecine; 2018.*

62. M'barek L, Sakka S, Meghdiche F, Turki D, Maalla K, Dammak M, et al. MTHFR (C677T, A1298C), polimorfismos FV Leiden, e a mutação da protrombina G20210A no AVC isquémico arterial entre jovens adultos tunisinos. *Metab Brain Dis. 2021;36:421- 8.*

63. Kenet G, Lütkhoff LK, Albisetti M, Bernard T, Bonduel M, Brandao L, et al. Impacto da trombofilia no risco de AVC isquémico arterial ou trombose sinovenosa cerebral em recém-nascidos e crianças: uma revisão sistemática e meta-análise de estudos observacionais. *Circulation. 2010;121:1838-47.*

64. Renaud C, Tardy-Poncet B, Presles E, Chabrier S. Baixa prevalência de polimorfismos de coagulação F2 e F5 em mães e crianças numa grande coorte de pacientes com AVC isquémico arterial neonatal. *Br J Haematol. 2010;150:709-12.*

65. Mokhtar Ahmed A, Rishaorcid AI, El-Taher AK, Abdelhy RM, AbdElmonem DM. Impacto do fator v Leiden G1691A, MTHFR C677T, e protrombina G20210 a mutações no desenvolvimento de trombose neonatal. *Zagazig Univ Med J. 2022;28:1156-63.*

66. Gelfand AA, Croen LA, Torres AR, Wu YW. Fatores de risco genéticos para acidente vascular cerebral isquêmico arterial perinatal. *Pediatr Neurol. 2013;48:36-41.*

67. Alsayouf H, Zamel KM, Heyer GL, Khuhro AL, Kahwash SB, de los

Reyes EC. Papel do polimorfismo 677C>T do gene da metilenotetrahidrofolato redutase (MTHFR) nas doenças cerebrovasculares pediátricas. *J Child Neurol. 2011;26:318-21.*

68. **Leclerc D, Rozen R.** Molecular genetics of MTHFR: not all polymorphisms are benign. *Med Sci (Paris). 2007;23:297-302.*

69. **Hickey SE, Curry CJ, Toriello HV.** Diretriz de prática do ACMG: falta de evidências para o teste de polimorfismo MTHFR. *Genet Med. 2013;15:153-6.*

70. **Coen Herak D, Lenicek Krleza J, Radic Antolic M, Horvat I, Djuranovic V, Zrinski Topic R, et al.** Associação de polimorfismos em genes de factores de coagulação e enzimas do metabolismo da homocisteína com AVC isquémico arterial em crianças. *Clin Appl Thromb Hemost. 2017;23:1042-51.*

71. **Khalil AM, Al Banna EA, Huwas ZS, Abd Almonem DM.** Papel da trombofilia na trombose neonatal como fator de risco. *Egito J Hosp Med. 2021;84:2605-11*

72. **Mekinian A, Lachassinne E, Nicaise-Roland P, Carbillon L, Motta M, Vicaut E, et al.** Registo europeu de bebés nascidos de mães com síndrome antifosfolipídica. *Ann Rheum Dis. 2013;72:217-22.*

73. **Ramaharo-Ratiarison D.** Perfis clínico-biológicos associados à presença de lúpus anticoagulante de baixo grau: qual a conduta a ser adotada? [Tese]. *Bordeaux: Université de Bordeaux, U.F.R des Sciences Médicales; 2018.*

74. **Cohen H, Efthymiou M, Gates C, Isenberg D.** Anticoagulantes orais diretos para tromboprofilaxia em doentes com síndrome antifosfolipídica. *Semin Thromb Hemost. 2018;44:427-38.*

75. **Radin M, Cecchi I, Foddai SG, Rubini E, Barinotti A, Ramirez C, et al.** Validação da tecnologia multi-analítica baseada em partículas para a deteção de anticorpos anti-fosfatidilserina/protrombina. *Biomedicines. 2020; 8:622.*

76. **Sciascia S, Amigo MC, Roccatello D, Khamashta M.** Diagnosticar a síndrome antifosfolipídica: manifestações "extra-critério" e avanços técnicos. *Nat Rev Rheumatol. 2017;13:548-60*

77. **Sarecka-Hujar B, Kopyta I.** Factores de risco para AVC isquémico arterial recorrente em crianças e adultos jovens. *Brain Sci. 2020;10:24.*

78. **Duran R, Biner B, Demir M, Çeltik C, Karasalihoğlu S.** Mutação do fator v Leiden e outros marcadores de trombofilia no acidente vascular cerebral isquêmico na infância. *Clin Appl Thromb. 2005;11:83-8.*

79. **Berkun Y, Simchen M, Strauss T, Menashcu S, Padeh S, Kenet G.** Anticorpos antifosfolípidos em recém-nascidos com AVC - uma entidade única ou variante da síndrome antifosfolípida? *Lupus. 2014;23:986-93.*

80. **Nowak-Göttl U, Langer C, Bergs S, Thedieck S, Sträter R, Stoll M.** Genetics of hemostasis: differential effects of heritability and household components influencing lipid concentrations and clotting fator levels in 282 pediatric stroke families. *Environ Health Perspect. 2008;116:839-43.*

81. **Nguyen The Tich S.** Lugar do eletroencefalograma no manejo do acidente vascular cerebral isquêmico arterial em neonatos. *Arch Pediatr. 2017;24:9S41-5.*

82. **Srivastava R, Rajapakse T, Carlson HL, Keess J, Wei XC, Kirton A.** Imagem de difusão da diátese cerebral no acidente vascular cerebral isquêmico arterial neonatal. *Pediatr Neurol. 2019;100:49-54.*

83. **Maller VV, Choudhri AF, Cohen HL.** Ultrassom da cabeça neonatal: uma revisão e atualização - parte 2: o termo neonato e análise de anomalias cerebrais. *Ultrassom Q. 2019;35:212-23.*

84. **Biswas A, Mankad K, Shroff M, Hanagandi P, Krishnan P.** Perspectivas de neuroimagem do acidente vascular cerebral isquêmico arterial perinatal. *Pediatr Neurol. 2020;113:56-65.*

85. **Debillon T, de Launay C, Ego A.** Recomendações para o manejo do infarto arterial cerebral de início neonatal em recém-nascidos a termo ou a termo. *Arch Pediatr. 2017;24:9S1-2.*

86. **Baud O, Auvin S, Saliba E, Biran V.** Manejo terapêutico das convulsões associadas ao AVC neonatal e perspectivas de neuroproteção na fase aguda.

Arch Pediatr. 2017;24: 9S46-50.

87. **Whitaker EE, Cipolla MJ.** Acidente vascular cerebral perinatal. *Handb Clin Neurol. 2020; 171:313-26.*

88. **Dinomais M, Marret S, Vuillerot C.** Plasticidade cerebral e manejo reabilitador precoce de crianças após infarto cerebral arterial neonatal. *Arch Pediatr. 2017;24:9S61-8.*

89. **López-Espejo MA, Chávez MH, Huete I.** Resultados de curto prazo após um acidente vascular cerebral isquêmico arterial neonatal. *Childs Nerv Syst. 2021;37:1249-54.*

90. **Makatsariya A, Bitsadze V, Khizroeva J, Vorobev A, Makatsariya N, Egorova E, et al.** Trombose neonatal. *J Matern Fetal Neonatal Med. 2022;35:1169-77.*

91. **Machado V, Pimentel S, Pinto F, Nona J.** Acidente vascular cerebral isquêmico perinatal: estudo retrospetivo de cinco anos em uma maternidade de nível III. *Einstein (São Paulo). 2015;13:65-71.*

92. **Grunt S, Mazenauer L, Buerki SE, Boltshauser E, Mori AC, Datta AN, et al.** Incidência e resultados do AVC isquémico arterial neonatal sintomático. *Pediatrics. 2015;135:e1220-8.*

93. **Salih MA, Abdel-Gader AG, Al-Jarallah AA, Kentab AY, Alorainy IA, Hassan HH, et al.** Acidente vascular cerebral em crianças sauditas. Epidemiologia, caraterísticas clínicas e factores de risco. *Saudi Med J. 2006;27:S12-20.*

94. **Martinez-Biarge M, Cheong JL, Diez-Sebastian J, Mercuri E, Dubowitz LM, Cowan FM.** Factores de risco para AVC isquémico arterial neonatal: a importância do período intraparto. *J Pediatr. 2016;173:62-8.*

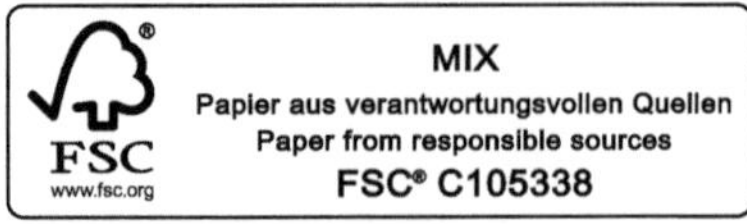

Printed by Books on Demand GmbH, Norderstedt / Germany